Rajesh Chauhan

Problemas médicos geriátricos comuns na região de Agra, na Índia

Rajesh Chauhan

Problemas médicos geriátricos comuns na região de Agra, na Índia

ScienciaScripts

Cover image: www.ingimage.com

This book is a translation from the original published under ISBN 978-3-659-74809-7.

Publisher:
Sciencia Scripts
is a trademark of
Dodo Books Indian Ocean Ltd. and OmniScriptum S.R.L publishing group

120 High Road, East Finchley, London, N2 9ED, United Kingdom
Str. Armeneasca 28/1, office 1, Chisinau MD-2012, Republic of Moldova, Europe
Printed at: see last page
ISBN: 978-620-7-74851-8

Conteúdo :

PREFÁCIO

O conhecimento de um problema, da sua natureza e da frequência da sua ocorrência, ajuda definitivamente na gestão e na criação de recursos adequados. Tendo em conta o boom iminente da população geriátrica e o avanço da idade, a morbilidade neste grupo populacional de idosos irá certamente aumentar. Quais serão os problemas prováveis? Quando conhecermos alguns pormenores sobre a sua pergunta, por mais incompleta que seja no início, pode ajudar-nos a formular a nossa organização das suas necessidades em matéria de cuidados de saúde. É evidente que as necessidades variam muito em função da localização geográfica e de muitos outros factores.

Este projeto foi realizado como um dos requisitos essenciais para a conclusão com êxito do Mestrado em Medicina Familiar do Christian Medical College, Vellore, Índia. Este estudo foi realizado numa clínica geral a solo, que está inclinada para a medicina geriátrica, durante um período de dois anos. Como tal, o autor gostaria de ter incluído um maior número de doentes no seu estudo, mas talvez tenha sido o melhor que conseguiu. Embora o relatório do projeto apresentado fosse mais conciso e tivesse um título diferente, o conteúdo foi ligeiramente modificado na discussão, assim como o resultado, onde foi acrescentada uma tabela extra para maior clareza. Foram também acrescentadas algumas referências para efeitos de conclusão. O resto permanece inalterado.

Do ponto de vista da longevidade, ninguém entre os idosos parece estar à espera de uma vida de 1000 anos; ainda não. A maioria deles estaria a tentar, à sua maneira, manter-se saudável até ao último suspiro e evitar ficar acamado ou dependente de alguém quando envelhecer. Com as experiências adquiridas, pode afirmar-se que a maior parte deles nunca temerá a morte e não terá qualquer desejo de prolongar a vida, pelo que os seus esforços são direccionados para se manterem o mais em forma possível, a fim de evitarem a doença e a imobilidade.

Dito isto, o comportamento de procura de cuidados de saúde por parte da população idosa é fraco, tal como a sua adesão. Muitas vezes, tinham de esperar que um dos seus familiares tirasse algum tempo para os levar a uma consulta. Havia dificuldades financeiras e dependência, bem como apatia e falta de interesse, até certo ponto, em relação aos serviços gratuitos existentes, por várias razões. Embora seja necessária muito mais investigação sobre as várias facetas da morbilidade geriátrica, este projeto pode ser útil em pequenas medidas. É necessária muito mais investigação e espera-se que, nos próximos meses e anos, se realizem investigações aprofundadas sobre as questões médicas que são essenciais para a população geriátrica.

RESUMO

Antecedentes:

O envelhecimento da população é mais ou menos um fenómeno global. Também na Índia, a população idosa está a crescer rapidamente. Muitos idosos têm múltiplas doenças, mas pouco se sabe sobre os seus actuais padrões de morbilidade na região de Agra, na Índia. Por conseguinte, também é compreensível que o conhecimento dos problemas de saúde dos idosos e do seu comportamento na procura de cuidados de saúde seja talvez uma condição prévia para melhorar a prestação de cuidados de saúde abrangentes aos mesmos. Este estudo, que faz parte do trabalho de projeto essencial que tem de ser concluído e apresentado para a obtenção do grau de Mestre em Medicina Familiar pelo Christian Medical College Vellore, Tamil Nadu, Índia. A população idosa da região de Agra foi selecionada para este estudo, a fim de analisar mais de perto os seus problemas médicos específicos. Considera-se também que a atenção mundial é igualmente necessária para a população idosa frágil (geriátrica), que pode estar presa a multimorbilidades e a lacunas, insuficiências e desigualdades nos cuidados de saúde.

Objectivos:

Avaliar o padrão de morbilidade e estudar o comportamento de procura de cuidados de saúde da população idosa que visita um médico de clínica geral de Agra, na Índia, num determinado período. Outro objetivo importante é identificar as três morbilidades mais comuns que foram identificadas e quais são as razões que as tornam comuns, e como é que, enquanto médico de família, podemos abordar estas três condições de uma forma holística.

Materiais e métodos:

Foram seleccionados para este estudo 200 idosos com 60 anos ou mais que frequentaram esta clínica geral urbana a solo, gerida pelo autor, durante um período de um ano a partir de 15 de julho de 2016. 136 eram do sexo masculino (n) e 64 do sexo feminino (nl). Entre os homens, 22 eram viúvos e

33 mulheres eram viúvas. Estes doentes eram provenientes da região de Agra, em Uttar Pradesh, na Índia, e foram seleccionados aleatoriamente. Após o registo, cada doente foi submetido a uma consulta completa e a um exame clínico pormenorizado. Todas as morbilidades existentes e quaisquer comorbilidades anteriores foram também anotadas, a fim de identificar as morbilidades mais comuns de que sofriam. O tempo médio despendido em cada encontro com o doente foi de cerca de 30 minutos, que incluiu também uma breve educação para a saúde sobre o tabagismo, o consumo de álcool e a importância do exercício físico regular. Os pacientes recebiam conselhos e instruções de acompanhamento para quaisquer investigações *laboratoriais* ou radiológicas em qualquer laboratório fiável e centro radiológico da sua escolha, seguindo a filosofia básica de investigações incrementais baseadas nas necessidades. A compra de medicamentos foi novamente deixada ao critério dos doentes, que podiam comprar os medicamentos genéricos que lhes eram prescritos em qualquer farmácia fiável. Todos os medicamentos foram prescritos apenas pela sua nomenclatura genérica, de modo a evitar confusões e também para minimizar os custos. Antes de indicar uma data de acompanhamento, foi dada importância a dois factores: em primeiro lugar, a necessidade ou não de acompanhamento e, em segundo lugar, a conveniência de uma data adequada, com base na escolha e na conveniência do doente ou do seu prestador de cuidados, para as vagas disponíveis consideradas mais benéficas para a sua saúde pelo médico.

Resultados:

Problemas músculo-esqueléticos, hipertensão essencial, diabetes tipo 2, hiperplasia benigna da próstata (nos homens), obstipação, foram as cinco principais morbilidades crónicas identificadas, por esta ordem. Verificou-se que a prevalência de multimorbilidade (três ou mais doenças crónicas) era maior nos doentes que tinham perdido o cônjuge. Quase todos os doentes admitiram que o motivo que os levou a visitar uma clínica geral em vez de um hospital público foi, em primeiro lugar, o facto de evitarem a pressa extrema nos serviços de saúde públicos e de quererem um médico compreensivo que os ouvisse, identificasse o seu estado e prestasse os cuidados adequados. Mais de metade destes doentes estavam também preocupados com a polifarmácia que tinham recebido no passado de vários hospitais e estavam interessados em reduzir o número de medicamentos.

Conclusão:

Ficou evidente, pelas respostas, que estes doentes idosos que visitam este consultório de clínica geral a solo não pretendiam apenas prolongar as suas vidas, mas estavam a tentar tratar dos seus problemas de saúde para não ficarem acamados ou se tornarem uma responsabilidade perpétua para ninguém. Queriam manter os sentidos, a mobilidade e a capacidade de realizar as suas actividades da vida quotidiana sem depender de ninguém e, por conseguinte, a sua independência. Muitos destes doentes tinham limitações financeiras e não podiam pagar investigações dispendiosas, medicamentos dispendiosos ou procedimentos dispendiosos. No final da redação deste projeto, serão feitas recomendações adequadas com vista a melhorar os cuidados de saúde, especialmente para os idosos.

PALAVRAS-CHAVE: Idosos, idosos, morbilidades, multimorbilidades, comportamento de procura de saúde, geriatria, Clínica Geral, Agra, Índia

CAPÍTULO 1. INTRODUÇÃO:

A população geriátrica está a aumentar de dia para dia, e o que é mais preocupante são as morbilidades que acompanham o envelhecimento. A multimorbilidade parece ser uma apresentação comum nos idosos, que é complicada, em certa medida, pela polifarmácia, o que, mais uma vez, constitui uma preocupação crescente. Já se sabe que os idosos não anseiam por uma maior longevidade, mas estão provavelmente mais interessados em manter-se suficientemente em forma para poderem continuar com as suas tarefas e actividades diárias sem se tornarem dependentes de ninguém [1]. Com o declínio das funções corporais e da fisiologia à medida que envelhecemos, podem surgir muitas incapacidades médicas e físicas diferentes. Pode haver todo o tipo de combinações de problemas, alguns aparentes e muitos não aparentes, que exigirão todas as competências e conhecimentos do médico de família ou de um geriatra. Uma vez que um tamanho único nunca serve para todos, com base nas morbilidades, uma abordagem individualizada pode talvez ser mais adequada e mais útil [2].

Um estudo recente prevê que a esperança de vida esteja a aumentar consideravelmente e, no caso das mulheres sul-coreanas, poderá ultrapassar a barreira dos 90 anos até 2030 [3]. A esperança de vida tem vindo a aumentar de forma constante e os resultados desta investigação recente já fizeram manchetes em todo o mundo [4]. É de louvar o facto de a esperança de vida estar a aumentar tão rapidamente em muitas partes do mundo, mas, por outro lado, para alguns administradores e planeadores de cuidados de saúde, também pode ser motivo de alguma consternação. É certo que este aumento da esperança de vida irá colocar responsabilidades adicionais e sobrecarregar os recursos disponíveis, a menos que planeemos atualizar e aumentar os nossos recursos actuais [4]. Haveria factores que não podem ser ignorados, como a viabilidade financeira, a fácil acessibilidade, a gestão adequada, rápida, permanente, sustentável, orientada para os resultados, cuidados e satisfatória das morbilidades na população idosa. Para tornar a situação um pouco mais difícil, todas estas morbilidades se sobrepõem e se entrelaçam com o aumento da fragilidade e da senescência, não sendo possível tomar medidas drásticas, o que deixa pouca margem de manobra. .

De acordo com esta notícia [3], o futuro reserva de facto maiores responsabilidades e expectativas ainda maiores para os médicos de clínica geral e geriatras. Para não ficarmos de fora, é definitivamente altura de nos prepararmos para responder às exigências, expectativas e desafios que se avizinham. O ano de 2030 não está muito longe, altura em que começamos a ver a marca dos 90 anos ser ultrapassada e, por isso, seria necessário uma preparação e uma reestruturação adequadas enquanto ainda temos tempo para enfrentar os desafios e as carências. Será um tempo de cuidados integrados, com especial ênfase na multimorbilidade, evitando a polifarmácia e a deficiência física e cognitiva.

Os filhos desta população idosa, que está na casa dos oitenta e dos noventa anos, estariam muito provavelmente na faixa etária geriátrica e poderiam também estar um pouco incapacitados como prestadores de cuidados e talvez a sofrer de várias morbilidades [4]. Por conseguinte, esperar que os filhos desempenhem o papel de prestadores de cuidados seria talvez pedir demasiado. Os netos terão de assumir o ónus de serem os prestadores de cuidados, e para os familiares de duas gerações, o que será demasiado aborrecido e talvez também um pouco exigente e desafiante. Os separados, divorciados, viúvos, etc., sem apoio familiar, terão obviamente mais dificuldade em manter uma vida normal [4]. O stress financeiro e a incapacidade do Estado para cuidar dos idosos desamparados levá-los-ão provavelmente a uma preocupação constante e a uma diminuição da sua resistência para fazer face às crescentes incapacidades e à deterioração da saúde. Não podemos fugir à morte, mas certamente que, com deliberação e esforços razoáveis, a espiral descendente iminente pode ser quebrada [4].

Já é tempo de ter também em conta a situação difícil e as dificuldades da população idosa, numa base urgente e exequível [5-7]. Não se esqueçam das lacunas e desigualdades nos cuidados atempados e na gestão adequada das morbilidades que os idosos frágeis já têm e cujo número está a aumentar em todo o mundo [4]. Alguns dos idosos podem estar a ficar desanimados e a perder as esperanças devido a multimorbilidades, polifarmácias, desigualdades nos cuidados geriátricos adequados e prontamente disponíveis, que, como tal, estão a ficar mais fragmentados com as limitações reais ou percebidas dos geriatras, e o efeito das superespecializações [6]. Se se pesquisar a literatura atual sobre os cuidados aos idosos, as lacunas, as iniquidades, o aumento dos tempos de espera, o fracasso das expectativas, a insuficiência dos seguros por várias razões, as deficiências das políticas de saúde e das dotações orçamentais do Estado, as infra-estruturas deficientes e os recursos insuficientes para tratar os problemas médicos dos idosos, etc., estarão facilmente disponíveis [2, 4-7].

A questão mantém-se: estamos interessados em melhorar a situação atual? Em caso afirmativo, talvez seja necessário, antes de mais, rever todas as modalidades estabelecidas de gestão das morbilidades comuns que afectam os idosos. É evidente que muitos idosos podem continuar a vaguear na busca ilusória da cura para as suas morbilidades, à medida que estas começam a pesar sobre eles, e quando não se consegue um alívio adequado com as actuais modalidades de gestão estabelecidas. Muitos podem virar-se para a medicina alternativa. Por conseguinte, a sociedade, os administradores, os legisladores e os decisores políticos, as ONG, os filantropos, os investigadores e os cientistas de todo o mundo não deveriam sentar-se juntos e decidir o caminho a seguir e se os actuais métodos, modalidades de tratamento, etc., são suficientes e suficientes. Talvez uma revisão e um novo olhar sobre todos os problemas, da cabeça aos pés, possam ajudar a reduzir a lista de diagnósticos, o que, por sua vez, também pode ajudar a reduzir a polifarmácia inadvertida [7]. Assim, percebeu-se que os cuidados primários são insuficientes e que há muito a fazer para melhorar a sua disponibilidade, aceitabilidade e fiabilidade. Os médicos de clínica geral privados têm desempenhado um papel importante no complemento dos cuidados primários, talvez devido ao facto de estarem facilmente disponíveis, sem períodos de espera ou longas filas de espera.

Este projeto, "Morbilidade e padrão de procura de cuidados de saúde da população idosa que frequenta uma clínica geral privada a solo em Agra", é uma parte essencial para a conclusão com êxito e a atribuição do grau de Mestre em Medicina, pós-graduação em Medicina Familiar.

CAPÍTULO 2. MATERIAIS E MÉTODOS:

Foram seleccionados para este estudo 200 idosos com 60 anos ou mais que frequentaram esta clínica geral urbana a solo, gerida pelo autor, durante um período de dois anos a partir de 15 de julho de 2015. Uma vez que este consultório estava orientado para os cuidados geriátricos, sendo a maioria dos pacientes do grupo etário geriátrico, a inclusão de apenas pacientes geriátricos neste projeto não era apenas a única opção disponível para o autor, mas também se sentia, de certa forma, predestinada. Entre os doentes seleccionados aleatoriamente, 136 eram do sexo masculino (n) e 64 do sexo feminino (n1). Entre os homens, 22 eram viúvos e 33 mulheres eram viúvas. Estes doentes provinham da região de Agra, em Uttar Pradesh, na Índia, e foram seleccionados aleatoriamente.

Após o registo, cada doente foi submetido a uma consulta completa e a um exame clínico pormenorizado por um único examinador. Todas as morbilidades existentes e quaisquer co-morbilidades anteriores foram igualmente registadas, a fim de identificar as morbilidades mais comuns de que sofriam. Foi garantida a total confidencialidade, privacidade e presença de um acompanhante durante o exame de uma doente do sexo feminino. O tempo médio despendido em cada encontro com o doente foi de cerca de 30 minutos, que incluiu também uma breve educação para a saúde sobre o tabagismo, o consumo de álcool e a importância do exercício físico regular. Estes doentes receberam um conselho escrito de acompanhamento e instruções para quaisquer investigações *laboratoriais* ou radiológicas, se necessário, em qualquer laboratório fiável e centro radiológico da sua escolha, seguindo a filosofia básica de investigações incrementais baseadas nas necessidades. A compra de medicamentos foi novamente deixada ao critério dos doentes, que podiam comprar os medicamentos genéricos que lhes eram prescritos em qualquer farmácia fiável. Todos os medicamentos foram prescritos apenas pela sua nomenclatura genérica, de modo a evitar confusões e também para minimizar os custos. Antes de indicar uma data para o acompanhamento, foi dada importância a dois factores: em primeiro lugar, a necessidade ou não de acompanhamento e, em segundo lugar, a conveniência de uma data adequada, de acordo com a escolha e a conveniência do doente ou do seu prestador de cuidados, para as vagas disponíveis consideradas mais benéficas para a sua saúde pelo médico. Foi pedido a todos os doentes que trouxessem consigo todos os medicamentos, incluindo os recipientes e invólucros, bem como os medicamentos de venda livre, as hormonas, as vitaminas, os suplementos, os medicamentos homeopáticos ou ayurvédicos que tomavam por conta própria ou com base em prescrições anteriores, a fim de identificar a polifarmácia e suspender todos os medicamentos e suplementos não essenciais.

CAPÍTULO 3. RESULTADOS

Todas as observações e conclusões foram tabuladas e foi mantido um registo. Os registos completos, no original, são apresentados juntamente com este relatório de projeto para a obtenção do grau de Mestre em Medicina Familiar, não sendo guardadas cópias ou duplicados. A idade média dos doentes incluídos na amostra foi de 66,2 anos, variando entre os 60 e os 95 anos. O género feminino representou 33% da amostra em estudo [Tabela 1]. Verificou-se que 27,5% dos participantes no estudo (homens = 22 e mulheres = 33) tinham perdido o cônjuge [Tabela 2] e que o número de morbilidades tinha aumentado substancialmente neste grupo que tinha perdido o cônjuge. 78% dos doentes tinham multimorbilidade (mais de 3 problemas médicos crónicos diferentes). Os problemas músculo-esqueléticos, a hipertensão essencial, a diabetes de tipo 2, a hiperplasia benigna da próstata e a obstipação foram as cinco principais morbilidades crónicas identificadas, por esta ordem. Esta incidência corresponde, em certa medida, à dos outros estudos.

Considera-se que as alterações habituais relacionadas com a idade, para além do desgaste, da senescência, do avanço da idade e da convergência de factores de stress, complicados por défices nutricionais e vitamínicos, bem como pela osteoporose, são os factores que aditam ou precipitam as morbilidades. Nesta idade avançada, podem ser todos estes factores e mais alguns que ainda não foram identificados por nós.

Quase todos os doentes admitiram que a razão pela qual procuravam um tratamento adequado para as suas doenças não era prolongar a vida, mas sim manter a mobilidade e a independência, sem ficarem dependentes de ninguém para os seus cuidados. A razão para se deslocarem a um consultório de clínica geral em vez de um hospital público foi, em primeiro lugar, para evitarem a pressa extrema nos serviços de saúde públicos, e que também queriam um médico compreensivo que os ouvisse, identificasse o seu estado e prestasse os cuidados adequados. Mais de metade destes doentes estavam também preocupados com a polifarmácia que tinham recebido no passado de vários hospitais e estavam interessados em reduzir o número de medicamentos.

A partir da Tabela 2, fica claro que apenas um pequeno número de pacientes idosos tinha cobertura de seguro de saúde para enfrentar sua doença. Embora o governo tenha fornecido uma cobertura de seguro de saúde a taxas nominais às famílias que vivem abaixo do limiar de pobreza, considera-se que o seguro de saúde deve ser incentivado e ativamente promovido para os idosos, e o governo deve subsidiar o prémio para os idosos e conceder benefícios fiscais adicionais para ajudar a aumentar a cobertura.

QUADRO 1

Distribuição etária	**HOMENS (n= 136)**		**FEMININO (n1 = 64)**	
	Cônjuge vivo	**Cônjuge falecido**	**Cônjuge vivo**	**Cônjuge falecido**
60 - 65 anos	25	1	10	9
66 - 70 anos	35	9	8	6
71 - 75 anos	15	13	11	7
76 - 80 anos	11	12	2	8
81 - 85 anos	3	1	-	1
> 85 anos	3	8	-	2
TOTAL	114	22	31	33

QUADRO 2

Parâmetros pessoais adicionais	MACHO	FEMININO
Seguro de saúde	5	2
Pensão regular	32	9 (Pensão familiar)
Habitação própria / casa	78	37
Empresa familiar própria / terras agrícolas	62	11

Os problemas músculo-esqueléticos foram a apresentação mais comum. A artrite dos joelhos, a espondilose lombar e cervical, o ombro congelado e o cotovelo de tenista foram os mais comuns. A seguir aos problemas músculo-esqueléticos, os problemas crónicos de hipertensão essencial, diabetes de tipo 2, hiperplasia benigna da próstata (nos homens) e obstipação foram as cinco principais morbilidades crónicas identificadas, por esta ordem. A categoria "outros" inclui problemas relacionados com a idade, tais como doentes desdentados, cataratas e perda de audição relacionada com a idade (presbiacusia). Os pormenores são apresentados no Quadro 3.

QUADRO 3

Morbidade	Masculino	Feminino	Percentagem
Problemas músculo-esqueléticos	86	31	58.5%
Hipertensão primária	64	19	41.5

Diabetes tipo 2	57	16	36.5
Hiperplasia benigna da próstata	56	-	-
Prisão de ventre	48	7	27.5
DPOC	42	6	24
Acidente vascular cerebral	33	6	19.5
Dispepsia	30	7	18.5
Doença cardíaca isquémica	27	5	16
Anemia	21	9	15
Perda de peso	19	3	11
Anorexia	15	6	10.5
Depressão	8	9	8.5
Hérnia	6	2 (divericação do recti)	4%
Outros	59	32	45.5%

Quadro 4: "**OUTROS**"

MALES	**FEMININAS**
Catarata	Catarata

Presbiacusia	Presbiacusia
Fadiga fácil	Fadiga fácil
Flatulência	Flatulência
Apneia do sono	Apneia do sono
Balanopostite	Vaginite
Varizes	Varizes
-	Nódulo no peito
-	Goitre
Xerose conjuntival	Xerose conjuntival
Pele seca	Pele seca
Cistite ocasional	Cistite
Carcinoma da bexiga	-

Para se chegar a uma tendência definitiva das morbilidades que afectam o grupo etário geriátrico da região de Agra, considera-se que deve ser organizado um estudo multicêntrico pormenorizado que tenha em conta uma amostra de grande dimensão. É essencial descobrir os problemas exactos dos idosos, especialmente daqueles que são pobres e não podem pagar cirurgias avançadas, hospitalizações prolongadas, intervenções dispendiosas, investigações dispendiosas ou medicamentos dispendiosos. Neste estudo, verificou-se que cerca de 23% dos idosos não cumpriam as suas obrigações devido a questões financeiras e a alguma apatia em alguns casos. A má nutrição e a má escolha dos alimentos foram consideradas como uma das possíveis causas da anemia, para além dos problemas dentários e da glossite que dificultava a mastigação.

Quando um idoso tem o duplo problema de HBP e hipertensão primária, a hipotensão ortostática deve ser evitada. Esta pode provocar ataques sincopais e quedas, que podem levar a lesões e fracturas. A polifarmácia é outra questão que deve ser considerada na gestão das doenças crónicas, especialmente quando se recorre à automedicação através de anúncios de tratamentos mágicos em alguns canais de televisão e jornais, etc. Suspeitou-se que a obstipação era um problema que poderia estar relacionado com a autogestão, bem como com os efeitos de certos medicamentos que estavam a ser tomados regularmente, e também com os factores dietéticos. A hipertensão é um problema comum na população geriátrica e, embora a literatura disponível esteja repleta da informação necessária, torna-se por vezes um dilema saber quando tratar e até que ponto a tensão arterial deve ser controlada [8]. O cancro continua a ser uma morbilidade temida, mas felizmente houve apenas um caso de carcinoma, um carcinoma da bexiga altamente invasivo, que foi removido cirurgicamente e foram administrados dois cursos de quimioterapia. O doente está a recuperar bem. A Tabela 4 mostra algumas outras morbilidades comuns na população idosa estudada.

CAPÍTULO 4. DEBATE

Do ponto de vista da longevidade, ninguém entre os idosos parece estar à espera de uma vida de 1000 anos; ainda não [1, 7]. Para ter a certeza, basta tentar obter a opinião de qualquer jovem sobre o seu próprio envelhecimento, quando começar a envelhecer. Provavelmente, as opiniões seriam reveladoras e, com a minha experiência, atrevo-me a dizer que esperaria uma resposta imediata da maioria dos jovens e das pessoas de meia-idade quando lhes fosse feita esta pergunta, respondendo que estariam a tentar, à sua maneira, manter-se saudáveis até ao último suspiro e evitar ficar acamados ou dependentes de alguém quando envelhecerem. Com a experiência adquirida, para mim os idosos não são diferentes e, embora a maior parte deles nunca receie a morte e não deseje prolongar a sua vida, também eles provavelmente diriam que não querem adoecer, ficar acamados ou incapacitados e, se pudessem escolher, nunca gostariam de ficar dependentes de ninguém. Por conseguinte, os seus esforços são direccionados para se manterem o mais em forma possível [1,7].

A população geriátrica está a aumentar, mas também é do conhecimento geral que os idosos de hoje se encontram num dilema. Quem tem um apoio não é tão desamparado. No entanto, para aqueles que são abandonados, a vida é difícil e as morbilidades e co-morbilidades associadas agravam as suas misérias. Os médicos de clínica geral, que têm o potencial adequado para lidar, gerir e coordenar habilmente os cuidados aos idosos, estão, de alguma forma, sujeitos a inércia, o que leva a negligenciar este ramo. A diminuição da fé, o aumento das especializações e outras forças de mercado são talvez algumas das outras razões. Isto talvez obrigue os idosos a procurar consolo visitando continuamente múltiplas disciplinas e superespecialidades, o que pode ser sustentado durante algum tempo. No entanto, o facto de andar continuamente de um lado para o outro em busca de alívio pode acabar por frustrar o idoso, obrigando-o a abandonar os seus próprios cuidados e a continuar a cumprir as suas obrigações.

Em todo o mundo, a população geriátrica está a aumentar. Esta situação é acompanhada pelos seus problemas únicos, incluindo questões de senescência e fragilidade e, por vezes, complicada por multi-morbilidades. Para um envelhecimento gracioso, já é tempo de começarmos a explorar novas ideias, conceitos e investigações significativas que visem ajudar a população geriátrica. Precisamos realmente de ouvir bem e com empatia o que os nossos doentes idosos têm a dizer sobre os seus problemas. Para além do stress e do peso dos problemas médicos, pode haver outras tensões socioeconómicas associadas, o stress do prestador de cuidados, a sua paciência e esperança, etc., que temos de compreender. Pode haver muitas combinações de dois e três ou talvez mais, em que cada uma pesa sobre a outra. Tanto no sentido figurado como no sentido literal, devemos esforçar-nos por resolver os seus problemas para que não percam o ânimo. Em muitos casos, podemos resolver algumas das morbilidades, deixando assim o doente um pouco melhor e com menos morbilidades. Talvez seja altura de avançar para um tratamento individualizado e direcionado para a população idosa. Neste contexto, talvez algumas das abordagens inovadoras com que o autor se deparou e que apresentou ao mundo possam suscitar algum interesse [2].

Em que medida estou em forma, doutor? Esta pergunta dos idosos soa familiar à maioria dos geriatras de todo o mundo. Será difícil de prever, mas certos testes permitir-nos-ão fazer uma estimativa sensata. A forma como a pessoa entra, como se orienta, o seu andar firme ou instável, a utilização de aparelhos e/ou acessórios, a forma como *se senta*, aperta a mão, se vira, sobe e desce da marquesa de exame. Isto exige que o médico de Medicina Geral e Familiar seja mais meticuloso e atento desde o momento em que um doente idoso entra ou é trazido para consulta. As observações têm, obviamente, de ser meticulosas e completas, com alguma estruturação que ajude a obter uma história e um exame clínico pormenorizados, sem perder nenhum dos elementos essenciais [9]. As revisões e os acompanhamentos regulares, individualizados e estruturados, serão igualmente importantes. Os níveis de aptidão física e as morbilidades serão bastante diversos, e talvez não tão simples como noutros grupos etários. Para além da fragilidade e da senilidade, pode haver muitos outros factores que podem surgir e para os quais temos de estar atentos, como a subnotificação de doenças, a deterioração da homeostasia, a vulnerabilidade a várias pressões, etc. [9].

O sobrediagnóstico e o sobretratamento devem ser evitados. Além disso, devem ser eliminados os alarmes desnecessários e inadvertidos. Talvez, para começar, a avaliação subjectiva do estado de saúde possa ser um bom ponto de partida. A observação dos parâmetros vitais, o cálculo do IMC (índice de massa corporal), o perímetro da cintura, o perímetro da anca e a inflação do tórax são alguns dos elementos essenciais. No que respeita à avaliação dos níveis de aptidão física, já existem muitos métodos e modalidades estabelecidos. Estão disponíveis muitos testes diferentes [8]. Seria necessário verificar o equilíbrio, a coordenação, o tempo de reação, a força muscular, a resistência muscular, a flexibilidade e a resistência cardiorrespiratória dos idosos [9]. O Box and Block Test, o Response Time Test, a velocidade de marcha, a força de preensão, o 30-s chair stand, o 10-m Incremental Shuttle Walking Test e o Extended Modified Back-Saver Sit-and-Reach Test são apenas alguns exemplos dos testes que estão em voga. A Escala de Equilíbrio de Berg (BBS) pode ser uma forma útil de avaliar o equilíbrio e prever quedas [9].

A avaliação e o registo dos níveis de aptidão física devem tornar-se uma rotina e podem ser efectuados através de testes simples e não invasivos, que podem ser realizados num período de tempo razoável e podem ser fiáveis, reproduzíveis e seguros. Manter um registo e actualizá-lo de três em três ou de seis em seis meses seria certamente de grande ajuda, sendo mais importantes os testes escritos em caracteres maiores. A classificação de todos estes testes seria exigida pela comunidade médica [9].

No mundo de hoje, em que as coisas estão a mudar tão rapidamente, a investigação terá de ser cuidadosamente orientada e terá de ser libertada de quaisquer interesses particulares. A maioria dos doentes e dos seus prestadores de cuidados de saúde continuará a querer para si o que de melhor está a ser oferecido, e para isso os custos envolvidos tornam-se irrelevantes. Cabe à sociedade, aos legisladores e aos guardiões da sociedade, bem como às fraternidades médicas e científicas, decidir se é correto seguir sempre o fluxo ou começar a procurar alternativas e novas investigações para encontrar modalidades mais simples e eficazes de tratamento, que podem ir do paliativo à quase cura. A "medicina baseada em provas" também decide que as "provas" são apenas as investigações que foram documentadas e publicadas, para serem seleccionadas para análise estatística. O que acontece com as outras "provas" que não foram investigadas de forma correcta e científica, que surgiram acidentalmente, que não foram bem documentadas nem publicadas e para as quais não há quem as aproveite? [10]

A velhice não pode ser invertida e seria acompanhada de alterações como o envelhecimento do cabelo, a diminuição da visão e da audição, etc. Parece que certas tendências "aceites" se baseiam possivelmente na conveniência e não na correção científica. Por exemplo, sabe-se que o ruído intenso que destrói as "células ciliadas" é uma das causas da perda de audição relacionada com a idade (presbiacusia) e, para a remediar, temos convenientemente os aparelhos auditivos e os implantes cocleares, que são dispositivos de amplificação e sujeitam o mesmo doente a um ruído mais intenso muito próximo dos ouvidos, ou dentro dos ouvidos, colocando assim essencialmente um maior desafio à população restante de células ciliadas. Somos de opinião que o restabelecimento da audição através de um aparelho auditivo pode ser uma questão de comodidade e de conveniência. Isto parece ser cientificamente incorreto, uma vez que deveríamos agora tentar salvar a população de células ciliadas remanescentes o melhor possível, em vez de as sujeitar a ruídos mais altos através de um dispositivo de amplificação que é colocado tão perto do ouvido ou talvez dentro dele, assegurando assim a sua rápida destruição. É certamente necessária uma investigação global muito mais colaborativa e ensaios clínicos controlados em todas as nossas técnicas inovadoras, com as quais tropeçámos por acaso, que são minuciosamente analisadas e revistas por pares.

A nossa preocupação e os nossos esforços devem ser redireccionados para as suas ADL (actividades da vida diária) e IADL (actividades instrumentais da vida diária), e devemos tentar melhorá-las. Talvez, ao avançarmos para um tratamento individualizado, inovador e direcionado para a população idosa, os resultados possam ser muito gratificantes e possam atenuar algumas das morbilidades dos doentes geriátricos.

Não é segredo que, em muitos locais do mundo, os recursos disponíveis e as instalações médicas para a população idosa estão a ficar sobrecarregados. Há longos períodos de espera até para ajudar os idosos que precisam de coisas tão simples como aparelhos auditivos. Não é verdade que todos nós temos escolhas e que podemos continuar a seguir a linha da prática atual, da sabedoria convencional e do texto convencional, ou podemos, de vez em quando, olhar para além e tentar ver as coisas por nós próprios, com as nossas próprias perspectivas e experiências actuais.

Se tentarmos realmente olhar para além do horizonte, talvez possa haver algo que valha a pena. O teste do sussurro modificado é apenas um exemplo [11]. Este teste modificado pode ser efectuado por apenas um examinador e os resultados são semelhantes aos da audiometria. A deteção precoce de uma perda auditiva ligeira pode ser muito gratificante, uma vez que podem ser tomadas medidas preventivas e correctivas adequadas para impedir uma maior deterioração. A audiometria continua a ser a norma de ouro, mas pode ser substituída pelo "teste da voz sussurrada com mascaramento" como instrumento inicial. Este teste é realizado por uma única pessoa treinada, que se coloca de frente para a pessoa que está a ser testada e sussurra através de uma meia máscara facial que impede efetivamente a leitura dos lábios. A máscara e o sussurro podem ser feitos simultaneamente pelo observador, segurando uma tira de papel de 5 x 3 polegadas contra o ouvido externo e esfregando um dedo sobre ela em pequenos círculos. Com mais investigação e as melhorias necessárias, este teste simples pode possivelmente resistir ao teste do tempo e pode também ser utilizado noutros locais pela sua facilidade e fiabilidade [11].

Sem dúvida, podem ser efectuadas algumas modificações para ajudar os doentes geriátricos [12-13]. Já foram desenvolvidas acidentalmente novas técnicas inovadoras, totalmente indolores, não cirúrgicas e não invasivas, que podem dar origem a algumas mudanças inovadoras que podem ser altamente benéficas para os doentes em todo o mundo. Estas novas técnicas podem ajudar a reduzir o número de medicamentos, as suas doses e a frequência de utilização em doenças como a hipertensão primária, a diabetes T2, a presbiacusia, a HBP, a "plástica do nariz", a DNS, as hemorróidas, as hérnias externas, o bócio, a rouquidão, a anisocoria, a ginecomastia, a artrite do joelho, a espondilose e a estenose da coluna vertebral, gestão de doenças complicadas como a doença microvascular coronária, estimulação cardíaca, apneia do sono e ressonar, gestão da vesícula biliar e dos cálculos ureterais, restauração não invasiva da circulação coronária e carotídea, rejuvenescimento e gestão fácil de multimorbilidades [12]. É certo que é necessária muito mais investigação para tornar todas estas técnicas viáveis, previsíveis e totalmente seguras [13].

Talvez na ausência de melhores alternativas, continuamos a seguir várias técnicas de gestão antiquadas para algumas das doenças crónicas mais prevalentes. Muitas técnicas médicas inovadoras foram exibidas e apresentadas ao mundo durante uma conferência médica internacional que contou com a participação de membros da fraternidade médica de todo o mundo [13].

Aqui, uma dúzia e mais de técnicas terapêuticas novas, simples e únicas foram reveladas ao mundo. Por exemplo, que tal uma técnica não-cirúrgica, não-invasiva e indolor para restaurar a audição natural, ultrapassando assim a necessidade de um aparelho auditivo? A gestão de doenças como a HBP, a artrite crónica, a estenose do canal lombar, a apneia do sono, a ginecomastia, o desvio do septo nasal, a correção estética do nariz, o rejuvenescimento do rosto e do pescoço, a gestão a longo prazo da enxaqueca, a remoção da flacidez e da celulite, etc., pode tornar-se bastante simples e eficaz [13]. O uso continuado de medicamentos ou a necessidade de cirurgia podem ser reduzidos para muitas das doenças crónicas através das técnicas inovadoras que foram deliberadas neste livro [13]. Certamente que é necessária muito mais investigação, que pode ser levada a cabo pela comunidade médica e científica mundial [13].

Francamente, quando já é do conhecimento geral que a exposição regular a sons fortes é um dos principais factores que destrói as "células ciliadas" no ouvido interno e que a perda de audição é consequência desta destruição das células ciliadas, que são consideradas essenciais para a condução do som, então porque é que temos de sujeitar agora as células ciliadas remanescentes a sons aumentados através de aparelhos auditivos? Esta gestão não estaria a pôr em risco a população remanescente de "células ciliadas" através de um som mais alto e aumentado dos aparelhos auditivos? Esta parece ser uma questão de pura conveniência, de oportunidade e de seguir o caminho estabelecido, que está a ser seguido na ausência de qualquer outra modalidade genuína e cientificamente adequada de remediação para aqueles que se tornam deficientes auditivos devido ao envelhecimento. A técnica do Dr. Arul Rhaj foi um desenvolvimento consequente [6,14].

Na população idosa, verifica-se uma diminuição permanente da capacidade funcional, o aparecimento gradual de várias doenças que conduzem a uma multimorbilidade mais alargada e a um aumento dos problemas na esfera social, que podem desenvolver a fragilidade e a dependência social. A distinção entre envelhecimento e doença pode ser subtil, e pode ser confundida com um fenómeno de velhice. Pode haver algumas morbilidades associadas que podem, por vezes, ser sobrepostas por alguns problemas psicossociais. O nosso objetivo não deveria ser o de ajudar os idosos a envelhecer de forma graciosa?

Como clínicos, temos de ser mais meticulosos e atentos desde o momento em que um doente idoso entra ou é trazido para consulta. As observações devem ser meticulosas e completas, com alguma estruturação que ajude a obter uma história e um exame clínico pormenorizados.

As revisões e os acompanhamentos regulares, individualizados e estruturados serão igualmente importantes. Para além da senilidade, pode haver muitos outros factores que podem surgir e para os quais temos de estar atentos, como a subnotificação de doenças, a deterioração da homeostase, a vulnerabilidade a várias pressões, etc. [7].

Como clínicos, temos de estar atentos à transição, bem como ao rastreio e à gestão dos factores de risco, com o objetivo final de os ajudar a envelhecer graciosamente. Poderá também ser necessário facilitar o ambiente com todas as medidas pró-activas e preventivas, a fim de manter a sua independência, níveis de aptidão e competência, que podem deteriorar-se com o tempo. Talvez não seja assim tão difícil compreender que um conjunto de técnicas de gestão não pode responder a todos os desafios em todos os momentos, pelo que o tratamento e a gestão terão de ser individualizados e adaptados para obter melhores resultados [6]. Os princípios da reabilitação também terão de ser adequadamente modificados para casos individuais [7]. A avaliação e o registo dos níveis de aptidão física devem tornar-se uma rotina [8] e podem ser efectuados através de testes simples e não invasivos, tais como

i. Índice Katz de Independência nas Actividades da Vida Diária

ii. Teste Harvard Step

iii. Avaliação do V2 MAX

iv.Avaliação da força de preensão da mão através de um dinamómetro manual

v. Mini-exame do estado mental

vi.Teste de função pulmonar

vii. Teste de visão

viii. Teste de sussurro com mascaramento [8]

A questão que se coloca é: estamos interessados em melhorar a situação atual? Em caso afirmativo, talvez seja necessário, antes de mais, rever todas as modalidades estabelecidas de gestão das morbilidades comuns que afectam os idosos. É evidente que muitos idosos podem continuar a vaguear na busca ilusória da cura para as suas morbilidades, à medida que estas começam a pesar sobre eles, e quando não se consegue um alívio adequado com as actuais modalidades de gestão estabelecidas. Muitos podem virar-se para a medicina alternativa. Por conseguinte, a sociedade, os administradores, os legisladores e os decisores políticos, as ONG, os filantropos, os investigadores e os cientistas de todo o mundo não deveriam sentar-se juntos e decidir o caminho a seguir, e se os actuais métodos, modalidades de tratamento, etc., são suficientes e suficientes.

Como caminho a seguir, seria totalmente irrazoável pensar em amalgamar várias modalidades após uma compreensão minuciosa, um planeamento cuidadoso e investigação, e colocá-las sob a mesma alçada para bem dos doentes? Talvez seja também o momento de analisar algumas possibilidades mais recentes, que podem ter surgido acidentalmente, e por muito incipiente ou incompleta que seja qualquer técnica inovadora, os cientistas e a fraternidade médica do mundo devem ficar satisfeitos por as aceitar a partir daqui, descartando o que não for adequado e melhorando o que puder ser melhorado e aceite.

Basta de extrapolar para o grupo etário geriátrico, pois o que é realmente necessário é iniciar novas investigações para todos os problemas de saúde dos idosos e olhar de novo sem ter de olhar através de óculos manchados. É tempo de acabar com a necessidade de extrapolar para eles o que está a ser feito para os grupos etários de meia-idade e mais jovens, na ausência de novas investigações deliberadas para os problemas de saúde que envolvem os idosos [9].

Tudo o que é bom e perfeito para outros grupos etários pode não ser tão apropriado também para o grupo etário geriátrico. Num artigo publicado recentemente, verificou-se que a substituição total do joelho (TKR) tem benefícios mínimos. A TKR pode não ser a melhor opção para todos os doentes [15]. Do mesmo modo, pode haver muitas modalidades de correção que podemos estar a seguir por falta de opções melhores ou seguras. Também falhámos, de certa forma, por não termos captado as pequenas pistas, talvez por negligência ou descrença, ou por deficiência na investigação, etc. Ora, se é por deficiência de investigação, poderiam ser efectuadas investigações mais amplas e bem organizadas. Talvez já existam

técnicas muito simples e inovadoras que poderiam ajudar os idosos, e especialmente os pobres que não podem pagar as práticas estabelecidas. Para benefício da população geriátrica, o nosso objetivo deve ser a gestão das multimorbilidades e o rejuvenescimento, de preferência com técnicas não cirúrgicas e não invasivas e indolores. Talvez seja altura de avançar para um tratamento individualizado e direcionado, especialmente para os idosos [2].

Outra área que suscita alguma preocupação é a fragmentação dos cuidados de saúde devido às super-especializações, o que pode tornar-se um pouco difícil para uma parte da população idosa, que pode ter de visitar diferentes especialistas para as suas morbilidades. Por vezes, as consultas são dispersas no tempo e no espaço, o que pode colocar um doente com multimorbilidade ou o seu prestador de cuidados numa espécie de rotação e incómodo e, por vezes, sobrecarregado com repetições e polifarmácia, e respectivos resultados. Em suma, é necessário que a comunidade médica decida e elabore um currículo exaustivo, prático e razoável para os geriatras, que permita e assegure uma formação adequada e conhecimentos e competências correspondentes a todos os estudantes de medicina que se dedicam aos estudos de cuidados primários e de geriatria, para que possam e estejam preparados para resolver mais por si próprios e encaminhar menos. Os doentes poderiam adorar esta mudança, com o apoio total de especialistas sempre que necessário.

A polifarmácia e a automedicação devem ser evitadas. Deve ser tentado o aconselhamento em todas as ocasiões. Os doentes devem ser encorajados a trazer consigo todos os medicamentos que estão a tomar, regular ou ocasionalmente, quer prescritos quer de venda livre. Devem ser feitos esforços para eliminar os medicamentos desnecessários e também para convencer os doentes e os seus cuidadores da possibilidade de efeitos e reacções adversas devidos a uma polifarmácia desnecessária.

Por último, o mundo talvez fizesse bem em não restringir e limitar as funções e o âmbito dos médicos de cuidados primários, dos médicos de clínica geral, dos especialistas em medicina familiar e dos geriatras. Retirem-nos do colete de forças virtual em que se encontram atualmente, que é a limitação das suas funções e do seu âmbito. Não deixem que os seus talentos sejam desperdiçados ou deixados por utilizar. Deveriam ser capazes de resolver mais e encaminhar menos. A interação subtil e o impacto das empresas, da indústria, dos sectores dos seguros, etc., também terão de ser geridos e analisados, se quisermos pensar em introduzir algumas mudanças bem-vindas, eficazes e significativas para melhorar os cuidados de saúde, tendo em mente apenas os melhores interesses dos doentes.

REFERÊNCIAS

1. Chauhan R, Singh AK, Kushwah P. Quem precisa de cuidados de saúde? Os idosos são confrontados com um dilema à medida que as famílias se desintegram. BMJ. 2005 Jun 4; 330 (7503): 1331-2.

2. Chauhan R, Parihar AKS, Chauhan S (2016)_Talvez seja altura de avançar para um tratamento individualizado e direcionado para a população idosa. J Gerontol Geriatr Res S5: 001.

3. Kontis V, Bennett JE, Mathers CD, Li G, Foreman K, et al. (2017)_Esperança de vida futura em 35 países industrializados: Projecções com um conjunto de modelos Bayesianos. Lancet 389: 1323-1335.

4. Chauhan R, Singh AK, Chauhan S (2017) Reestruturação dos cuidados e da gestão geriátrica: Need of the Day. J Gerontol Geriatr Res 6:e145. doi:10.4172/2167-7182.1000e145

5. Chauhan R (2016) Nota do Editor: Journal of Gerontology and Geriatric Research. J Gerontol Geriatr Res 5:e139. doi: 10.4172/2167- 7182.1000e139

6. Chauhan R. A atenção mundial também é necessária para a população idosa frágil (geriátrica), que pode estar presa a multimorbilidades e a lacunas, insuficiências e desigualdades nos cuidados. BMJ, 13 de fevereiro de 2017. Disponível em: http://www.bmj.com/content/356/bmj.j556/rr-10 Acesso em: 10 de agosto de 2017

7. Rajesh C (2017) Editorial. Reiniciar os cuidados aos idosos: O caminho a seguir para a geriatria. OAJ Gerontol & Geriatric Med 1.

8. Rajesh C. Non-Invasive Assessment of Fitness Levels of Geriatric Patients (Avaliação não invasiva dos níveis de aptidão física de doentes geriátricos). OAJ Gerontol & Geriatric Med. 2017; 1(2): 555557

9. Editorial. Modelos de cuidados geriátricos de proximidade para o mundo. Rajesh C. Geriatric Care Outreach Models for the World. OAJ Gerontol & Geriatric Med. 2017; 1(2): 555559.

10. Chauhan R. Por favor, não deixem que as descobertas acidentais para coisas como a hipertensão essencial caiam no esquecimento. E se as descobertas médicas fossem acidentais, sem qualquer ajuda de alguém ou de recursos governamentais ou globais? BMJ 08 de julho de 2015. Disponível em: http://www.bmj.com/content/351/bmj.h3572/rr Acesso em: 10 de agosto de 2017

11. Chauhan R. Detetar a perda auditiva industrial através de um teste de voz sussurrada com mascaramento. Lap Lambert Academic Publishing. Berlim, Alemanha. ISBN 13 : 978-3-330-06606-9; ISBN 10 : 3330066067

12. Chauhan R, Chauhan S, Singh AK. Técnicas inovadoras para o tratamento de 25 doenças humanas crónicas comuns. Lap Lambert Academic Publishing. Berlim, Alemanha. ISBN 13 : 978-3-659-91564-2; ISBN 10 : 3659915645

13. Chauhan R, Chauhan S, Singh AK. Innovative Medical Techniques Showcased at International Conferences (Técnicas médicas inovadoras apresentadas em conferências internacionais). Lap Lambert Academic Publishing. Berlim, Alemanha. ISBN 13 : 978-3659623288; ISBN 10 : 3659623288

14. Chauhan R, Chauhan S, Singh AK. Perda de audição relacionada com a idade (presbiacusia) e a nossa "Técnica Dr. Arulrhaj" para restaurar a audição natural. In: Innovative techniques for treating 25 common chronic human diseases. Lap Lambert Academic Publishing. Berlim, Alemanha. ISBN 13 : 978-3-659-91564-2; ISBN 10 : 3659915645. Pp 27 -32.

15. Ferket BS, Feldman Z, Zhou J, Oei EH, Bierma Zeinstra SM, Mazumdar M (2017). Impacto da prática de substituição total do joelho: análise de custo-eficácia dos dados da Iniciativa de Osteoartrite. BMJ 356: j1131.

SUGESTÕES / RECOMENDAÇÕES

A Índia tem, sem dúvida, as potencialidades e os recursos necessários, mas estes têm de ser aproveitados e canalizados na direção certa. A Índia tem de procurar satisfazer as necessidades a longo prazo e encontrar uma correspondência adequada e uma prestação de cuidados de saúde equitativa que não exija alterações frequentes e grandes mudanças. A contratação de médicos reformados, especialistas, paramédicos e a procura de serviços voluntários a título honorário contribuiriam muito para a criação de cuidados de saúde nas zonas rurais. Os decisores políticos devem analisar mais profundamente os recursos disponíveis e adequá-los às necessidades em matéria de cuidados de saúde, de modo a apoiar os "objectivos de desenvolvimento do milénio".

Este modelo foi apresentado durante a "Conferência Médica da Commonwealth", em outubro de 2012, em Chennai, na Índia, e acreditava-se também que poderia ser reproduzido em todos os países em desenvolvimento da Commonwealth para proporcionar melhores cuidados de saúde nas zonas rurais. Um melhor planeamento, monitorização, gestão de recursos e feedbacks regulares, bem como auditorias, ajudariam.

Chegou também a altura de os médicos de clínica geral se prepararem e se adaptarem, acrescentando mais competências e aptidões no processo. Muitas vezes, os doentes idosos tendem a procurar um geriatra que possua os seguintes atributos básicos, nomeadamente

(a) Possuir conhecimentos actualizados, relevantes e adequados, experiência e competências adequadas sobre todo o corpo, o que lhes confere uma vantagem sobre os outros. Provavelmente, os doentes prefeririam um médico que resolvesse mais e referenciasse menos, e que fosse um generalista.

(b) Compreensão, respeito e empatia mútuos, juntamente com objectivos e preocupações partilhados em relação à situação atual, bem como a todas as outras questões médicas

(c) A conveniência da disponibilidade

(d) Não julga, tem uma natureza compreensiva, é um amigo e um conselheiro, e segue a ética

(e) Mantém o ponto de vista do doente, os seus interesses e as suas necessidades em primeiro lugar

(f) Ser minucioso, mas leve para o bolso do paciente, assegurando ao mesmo tempo efeitos benéficos duradouros através das suas competências, experiência e conhecimentos, sem pôr em risco a saúde

(g) Manter uma memória adequada sobre os pormenores dos seus pacientes e os seus antecedentes, com uma recordação fácil, que pode contribuir para o toque pessoal e a familiaridade

(h) Os especialistas terão sempre o seu lugar e a sua importância. No entanto, o facto de encaminhar os seus doentes para outros especialistas, ou de os encaminhar sem ter tentado resolver o problema por si próprio, apenas os afastará. Por isso, esteja disposto a dar-lhes mais tempo e esteja também aberto a tentar alguma ingenuidade e inovação, se necessário (depois de ter acumulado mais algumas competências e conhecimentos e, depois disso, apenas com a devida concordância e vontade, após consentimento informado, especialmente quando não houver qualquer outro caminho a seguir ou quaisquer outras alternativas razoáveis na literatura disponível sobre o assunto).

Isto deve ser feito apenas no melhor interesse dos doentes, com o máximo cuidado, dedicação e uma previsão sensata; e, obviamente, com a compreensão e aceitação prévias do doente ou dos prestadores de cuidados. Isto pode parecer mais lógico se houver um apoio adequado e também uma determinação astuta de parar e de se referir logo que se perceba que as coisas não estão a funcionar ou que não estão a avançar na direção pretendida ou percebida.

Por conseguinte, é altura de avaliar e ter em conta, com urgência, a situação e as dificuldades da população idosa. Não é segredo que, em muitos locais do mundo, os recursos disponíveis e as instalações médicas para a população idosa estão a ficar sobrecarregados devido à procura crescente e às necessidades não satisfeitas. A fragmentação dos cuidados é também motivo de preocupação e há longos períodos de espera [10]. Alguns dos idosos podem estar a ficar desanimados e a perder a esperança devido a multimorbilidades, polifarmácias, desigualdades nos cuidados geriátricos adequados e prontamente disponíveis, que, como tal, estão a ficar mais fragmentados com as limitações e inadequações reais ou percebidas dos geriatras, e o efeito das superespecializações. Sem dúvida, haverá sempre uma necessidade de todas as outras especialidades, mas chegou um momento em que é preciso que os geriatras se preparem para resolver mais e referenciar menos [7].

Para que isso aconteça, em primeiro lugar, os governos, os decisores políticos, os administradores, a fraternidade médica e os organismos médicos mundiais, as ONG, os líderes comunitários, etc., devem reunir-se e decidir sobre o estabelecimento de novas normas, o âmbito, a atualização dos conhecimentos, as competências e a especialização de um geriatra que se torne adequado para resolver mais e encaminhar menos. Para tal, é necessário acrescentar mais conhecimentos, aptidões, competências e conhecimentos especializados. Obviamente, o currículo médico durante a licenciatura e a pós-graduação tem de ser atualizado de forma adequada, de modo a abrir caminho a um novo geriatra, que seja conhecedor e perito na avaliação e tratamento de problemas e desafios geriátricos. Com o aparecimento regular de novas evidências, talvez seja necessário atualizar regularmente a nossa compreensão dos problemas geriátricos. As apresentações podem ser diversas, entrelaçadas e/ou mistas, e talvez não tão simples como noutros grupos etários [7]. Podem existir muitos problemas subjacentes, independentes ou correlacionados, como se pode ver a seguir (Figura 1).

RECONHECIMENTO

Gostaria de agradecer à minha mulher, **Sandeepa Chauhan,** e ao meu filho, **Shivendra Pratap Singh Chauhan, a** grande ajuda que me prestaram durante a preparação do manuscrito deste livro. Sem a sua ajuda e encorajamento, não teria sido capaz de apresentar os meus pontos de vista, sugestões, hipóteses, percepções e sugestões. Gostaríamos também de agradecer a ajuda, a orientação e o encorajamento da nossa editora **Irina Rusu**. Por último, gostaria também de agradecer a ajuda e o incentivo que nos foi dado pela minha **família**, **amigos**, **familiares** e, **especialmente,** pelos **nossos professores**, que me encorajaram a pensar de forma viva e a ir mais fundo, no melhor interesse dos nossos doentes.

SOBRE O AUTOR

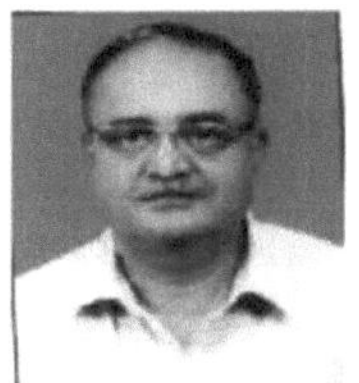

Dr. (Tenente-Coronel) Rajesh Chauhan

Professor Nacional Honorário, IMA CGP, ÍNDIA.

MBBS (AFMC), M Med em Medicina Familiar (CMV Vellore), PGDGM (Medicina Geriátrica), DFM Medicina Familiar (PGIM Colombo), FCGP, FISCD, AFIH (Saúde Industrial), LLB (II)

O Dr. Rajesh Chauhan é um dos poucos Professores Nacionais Honorários do IMA CGP, Índia, com quase 34 anos de experiência clínica na Índia e no Botswana. É um antigo aluno da AFMC e serviu como médico do exército indiano durante 25 anos (incluindo um período de três anos no Botswana como oficial médico sénior), antes de pedir a reforma voluntária em 2008, com 47 anos de idade, quando era tenente-coronel em 2008. O seu nome e biografia foram incluídos entre os melhores do mundo durante uma década ou mais, em algumas das biografias mais cobiçadas que foram publicadas por biógrafos internacionais de renome do Reino Unido e dos EUA, onde o seu nome figura entre alguns dos melhores cientistas e profissionais de saúde do mundo. É um perito internacional comprovado e os seus interesses, qualificações e especialização em Medicina Familiar, Medicina Geriátrica e Saúde Industrial. É pós-graduado pelo CMC Vellore, Índia (M Med em Medicina Familiar), e pelo Post Graduate Institute of Medicine, Colombo, Sri Lanka em Medicina Familiar, e também foi afiliado ao MAMC Delhi para o seu curso de diploma de pós-graduação em Geriatria PGDGM). Tem mais alguns diplomas de pós-graduação em medicina, certificados e bolsas de estudo, incluindo a cobiçada bolsa de estudo da Sociedade Indiana de Malária e outras Doenças Transmissíveis (FISCD). É também um dos peritos em saúde industrial (AFIH). Para além de tudo isto, adquiriu experiência prática em hospitais e saúde e na preparação e gestão de catástrofes durante os 25 anos de serviço ativo nos exércitos da Índia e do Botsuana. Antes da sua reforma voluntária em 2008, aos 47 anos de idade, foi oficial de comando e SEMO (Senior Executive Medical Officer) em 11 distritos do Sul de Gujarat.

É autor de três livros de medicina, publicados na Alemanha. Durante cerca de uma década, tem sido um dos revisores de algumas das melhores revistas médicas internacionais publicadas nos EUA, Reino Unido e Europa, e faz parte do conselho editorial de algumas revistas de medicina geriátrica publicadas nos EUA. É consultor em Medicina Familiar, Saúde Industrial e Geriatria. Todos estes conhecimentos em várias áreas da medicina, combinados com o seu interesse adicional em Medicina Interna, Medicina Desportiva, Nutrição, Gestão de Catástrofes e Medicina Militar, ajudaram-no a ele e à sua equipa a pensar fora da caixa e a desenvolver muitas ideias pioneiras, hipóteses e técnicas médicas inovadoras que foram publicadas em numerosas revistas e nos três livros médicos de que é autor. Anteriormente, o seu trabalho sobre a malária e o VIH tinha dado um novo impulso e uma nova orientação à gestão e ao diagnóstico destas doenças, quando começou a identificar a varicela de cinco dias em adultos saudáveis como uma seroconversão ao VIH, apresentou uma forma simples de prevenir o VIH, estabeleceu o "baço pequeno" na malária e uma terapia medicamentosa combinada para a malária, e muito mais para estas doenças. A seu crédito estão muitos dos primeiros diagnósticos no mundo de doenças muito raras, incluindo o diagnóstico e o tratamento da miocardite após herpes zoster pela primeira vez no mundo.

Todas as investigações que realizou foram fruto da sua própria curiosidade e foram feitas sem qualquer apoio ou ajuda de ninguém, com os seus próprios recursos pessoais e financeiros, e no seu tempo pessoal. Atualmente, tem a seu crédito muitas investigações originais e inovações acidentais para a gestão de muitas doenças humanas crónicas comuns, como a hipertensão, o T2D, a HBP, a DAC, o AVC, a reversão da perda de audição na presbiacusia, para a gestão da estenose do canal lombar, para a gestão da apneia do sono, para a gestão da insuficiência coronária e carotídea, para a gestão da doença microvascular coronária, etc., e pode, até certo ponto, restaurar a audição normal através da sua "Técnica Dr. Arulrhaj" na perda de audição que surge com o envelhecimento. O conceito de todas estas ideias e hipóteses novas e inovadoras surgiu durante os seus mandatos em áreas extremamente remotas e distantes, onde teve de pensar muitas vezes em soluções fora da caixa. Foram tempos muito difíceis e foi necessário encontrar soluções rápidas no melhor interesse dos seus doentes, com recursos muito limitados e apenas básicos, e sendo o único médico disponível a quilómetros de distância.

Certamente que com alguma ajuda, mesmo depois de todos estes anos, poderia ter feito muito melhor, mas não houve ajuda de nenhum indivíduo ou organização, governamental ou não governamental. Fez o que pôde com os seus próprios recursos pessoais, provenientes de uma humilde pensão, que também é tributada. No entanto, há muito a fazer em termos de inovações que poderiam mudar a forma como lidamos e gerimos algumas morbilidades médicas comuns e crónicas em doentes idosos. Não sendo uma pessoa que desista tão facilmente, continua a desejar estabelecer-se num local inspirador e seguro que lhe dê todo o apoio, ajuda, motivação, uma equipa completa e dedicada, com motivação e encorajamento adequados, apoio e suporte administrativo e técnico completos, e também recompensas e reconhecimento proporcionais por todas as suas investigações e inovações. Procura também um local onde possa realizar o seu desejo de ensinar Medicina Familiar, bem como todas as suas novas ideias e técnicas médicas inovadoras. Está disponível em drrajeshchauhan@gmail.com

Mais pormenores sobre ele e sobre o seu trabalho e inovações no domínio da medicina podem ser obtidos nos três livros médicos que escreveu:

(a) "Técnicas médicas inovadoras apresentadas em conferências internacionais". ISBN-10: 3659623288; ISBN-13: 978-3659623288.

(b) "Técnicas inovadoras para o tratamento de 25 doenças humanas crónicas comuns". ISBN-10: 3659915645; ISBN-13: 978-3659915642.

(c) Deteção de perda auditiva industrial através de teste de voz sussurrada com mascaramento.

ISBN-10: 3330066067 ISBN-13: 978-3330066069

Interesse de investigação : Atualmente, está a trabalhar na sua técnica inovadora, que recebeu o nome do seu amigo "Técnica do Dr. VTK Titus", para ultrapassar as multimorbilidades e rejuvenescer os idosos.

DECLARAÇÃO DE RESPONSABILIDADE

As opiniões expressas neste livro são as do autor e não reflectem qualquer política ou posição oficial de qualquer organização ou associação. Em toda a extensão da lei, nem a editora, nem o autor ou os editores assumem qualquer responsabilidade por qualquer lesão e/ou dano a pessoas ou bens como uma questão de negligência, responsabilidade pelos produtos, ou uma lesão e/ou dano consequente de qualquer uso ou operação de quaisquer métodos, instruções, ideias, sugestões ou hipóteses contidas neste livro. Este livro contém apenas uma pequena quantidade de dados e a análise desses pequenos dados. Tudo isto precisa de ser seguido por uma investigação em grande escala e recolha/análise de dados, sob supervisão rigorosa, para que não aconteça nenhum acontecimento desagradável ou lesão e/ou dano, mesmo que não intencional ou inadvertidamente. Os utilizadores deste livro devem basear-se na sua própria experiência e conhecimentos para avaliar e/ou utilizar qualquer informação nele contida. Este livro não se destina a fornecer autoavaliação, auto-cuidados, auto-diagnóstico, tratamento, etc. Um livro nunca pode substituir um médico competente e, por isso, este livro não pretende ser um substituto para o conselho do seu próprio médico.

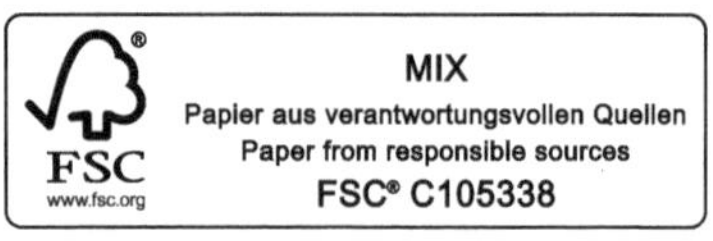

Printed by Books on Demand GmbH, Norderstedt / Germany